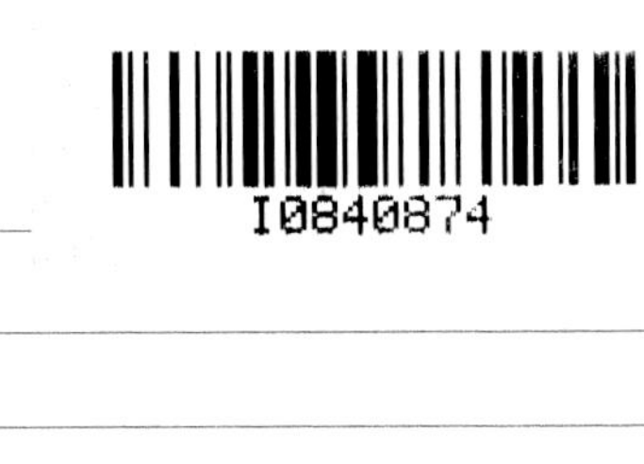
I0840874